AF240145

NOTICE

SUR

LE DÉVELOPPEMENT

DE LA LUMIÈRE ET DES SENSATIONS,

DANS LES AVEUGLES-NÉS,

A LA SUITE DE L'OPÉRATION DE LA CATARACTE,

Faite par le Docteur FORLENZE,
Chirurgien-Oculiste ;

Relatée en 1797 dans le *Courrier des Adolescens*,
N°. 9, rédigé par M. JAUFFRET.

SECONDE ÉDITION,
Augmentée de plusieurs Observations.

PARIS,

IMPRIMERIE D'ANT. BAILLEUL,
RUE SAINTE-ANNE, N°. 71.

1817.

PREMIÈRE OBSERVATION,

SUR

LOUIS GARIN,

AVEUGLE DE NAISSANCE.

———

Il y a quelques mois que je fus invité, avec quelques amis des sciences, à assister à une opération qui devait avoir lieu à l'hospice des Vieillards, à Paris, sur un aveugle de naissance, appelé *Louis Garin*, auquel le docteur *Forlenze*, célèbre médecin-oculiste, avait promis d'accorder le bienfait de voir la lumière et de distinguer les objets.

La beauté d'une opération si rare et si difficile, et le désir d'épier les premières sensations d'un homme qui, à l'âge de vingt-quatre ans, verrait la lumière pour la première fois, m'engagèrent à me rendre à l'invitation qui m'était faite.

En arrivant à l'hospice des Vieillards, nous entrâmes dans une salle qui nous fut

1.

désignée : c'était celle où devait se faire l'opération. *Louis Garin*, assis sur un fauteuil, en attendait le moment avec une joie calme, qui annonçait l'absence de tout sentiment d'inquiétude. Debout, à ses côtés, était une bonne femme des champs. A son costume simple, mais propre; à l'émotion qui paraissait empreinte sur tous ses traits, il était impossible de méconnaître la mère du jeune homme aveugle; il était impossible aussi de ne pas partager sa joie mêlée de crainte.

Je fus curieux d'interroger cette bonne femme. C'est donc là votre fils ? lui dis-je, en montrant *Garin*. Elle me répondit affirmativement. — Est-il aveugle de naissance, ou est-ce par accident qu'il l'est devenu ?— Il est aveugle de naissance. Lorsqu'il vint au monde, je ne m'aperçus pas d'abord de sa cécité; ce ne fut que trois mois après que son infirmité frappa ma vue. Inquiète, alarmée, je courus chez la sage-femme qui avait reçu l'enfant; je lui fis des interrogations pressantes. Elle me répondit que mon fils était aveugle de naissance; que l'enfant, en venant au monde, avait des taches aux yeux, mais qu'elle n'en avait rien dit, pour ne pas m'affliger, à une époque où une pareille nouvelle aurait pu m'être très-funeste. — Et que fîtes-vous ensuite ? — Je me décidai sur le champ à faire avec mon malheureux enfant le voyage de Paris. J'y vins, conduite par l'espérance. Je visitai les oculistes les plus célèbres. Les uns me dirent que le mal était sans remède ; les autres, pour ne pas m'affliger trop cruellement, m'engagèrent à venir les revoir au bout de quelques années, me faisant espérer qu'à cette époque il y aurait peut-être quelque ressource. Il me fallut retourner à mon village, sans avoir retiré aucun fruit de mon déplacement. Mon fils grandit. Plusieurs fois encore je fis examiner ses yeux, mais toujours en vain. Cependant quelques personnes s'intéressèrent à lui, car il annonçait beaucoup d'intelligence. On le fit entrer à l'institution *des Aveugles*, où il a reçu l'éducation la plus soignée. C'est dans cette maison qu'il a été vu par le digne homme qui doit entreprendre aujourd'hui une opération qu'aucun des oculistes de Paris n'a osé tenter. — La cécité de *Garin* est-elle absolue, ou distingue-t-il la lumière des ténèbres ? — Il distingue la lumière des ténèbres, et même il distingue la lumière d'une chandelle de celle du soleil. — Il y a des enfans qui apprennent plus facilement à parler que d'autres ; cela dépend de plusieurs causes. *Garin* a-t-il su parler de bonne heure ? — Oh ! sans doute ; jamais enfant n'a eu tant de facilité que lui à cet égard : tout le village en était étonné. Mon fils, à huit ou neuf mois, parlait aussi bien que d'autres enfans à deux ou trois ans.

Je m'attendais à cette réponse de la mère *Garin*. Il est dans l'ordre, en effet, qu'un enfant privé de la vue exerce davantage son ouïe, qui alors est moins distraite. Or, plus un enfant a de facilité à entendre, à distinguer les sons, plus il doit en avoir à les imiter.

Garin, attentif à une conversation dont il était l'unique objet, manifestait, par l'expression de sa physionomie, sa satisfaction intérieure ; et bientôt, se mêlant à l'entretien, il nous donna lui-même sur son propre compte tous les détails qui pouvaient nous intéresser. Il nous dit que ce qui lui faisait le plus désirer le succès de l'opération que le généreux *Forlenze* allait tenter sur ses yeux, c'était la satisfaction extrême qu'il éprouverait en voyant sa mère. Depuis ma naissance, ajouta-t-il, elle a tout fait pour moi : elle m'a nourri elle-même ; elle s'est toujours efforcée de me procurer toutes les distractions que pouvait comporter mon état, et de me faire en quelque sorte oublier mon infirmité. Oh ! qu'il me sera doux de pouvoir jouir de sa vue, et de distinguer par les yeux un objet si cher à mon cœur !

En parlant ainsi, *Garin* envoyait sa main tout autour de lui, et cherchait à rencontrer celle de sa mère. Il la prit, la serra dans les siennes, et ce spectacle attendrit toute l'assemblée.

Je m'approchai de lui, et je lui fis quelques questions sur son état passé. Je fus curieux de savoir si, dans son enfance, avant son entrée à l'institution des *Aveugles*, il avait quelque moyen de mesurer la durée du temps. Il me répondit là-dessus d'une manière satisfaisante. Dès mon premier âge, me dit-il, j'ai distingué le jour de la nuit, parce que mes yeux sont assez sensibles à l'impression de la lumière pour me la faire distinguer des ténèbres. Je m'aperçus donc de bonne heure de la succession des jours et des nuits. D'ailleurs, je fus frappé, dès ma plus tendre enfance, du son périodique des horloges. L'attention que j'y prêtai me fit reconnaître aisément que l'époque du jour et l'époque de la nuit se divisent, par le retour de ces sons, en douze portions égales, dont chacune amène successivement le travail, les repas et le sommeil.

Je lui demandai quelques autres détails sur son enfance ; il me les donna avec plaisir, et montra qu'il était sensible à l'intérêt avec lequel je l'écoutais. Il me dit qu'étant enfant, il se promenait assez souvent dans un petit bois dont il connaissait bien les sentiers ; que le chant des oiseaux le remplissait de joie ; que, depuis, il était devenu très-sensible aux impressions de la musique, et que le son d'un instrument lui causait un plaisir très-vif.

Interrogé sur la manière dont il pouvait distinguer, au premier abord, le sexe et l'âge des personnes qui l'approchaient, il répondit que le son de la voix ne le trompait jamais sur l'âge, et que, pour le sexe, il faisait moins d'attention encore au son de la voix, qui est presque aussi doux dans un jeune garçon que dans une femme, qu'à la nature du discours, qui est infiniment plus rapide chez les femmes que chez les hommes.

C'est seulement par un de ses yeux que *Garin*, à ce qu'il a dit, peut distinguer la lumière des ténèbres. D'un coin de cet œil, il distingue même les couleurs très - vives, quand il applique l'œil dessus. On lui a présenté trois bobines de soie : la première garnie de soie rouge, la seconde de soie orange, la troisième de soie verte. Il les a successivement appliquées contre son œil, et a dit : « Voilà du rouge....... celle-là est une espèce » de rouge..... celle-ci est d'une couleur que » je ne puis pas distinguer. » On lui a présenté ensuite plusieurs objets, il n'a pu en distinguer aucun.

Le moment de l'opération approchait. Un silence profond régnait dans l'assemblée ; tous les cœurs palpitaient d'émotion ; tous les regards étaient fixés sur l'opérateur.

Celui-ci annonça d'abord à l'assemblée que les cataractes liquides et capsulaires étaient la véritable cause de la cécité de *Garin*. Il observa que l'opération qu'il allait faire sur ce jeune homme présentait d'autant plus de difficultés, que ses deux yeux, par leur mobilité excessive, ôtaient à la main de l'opérateur le pouvoir d'agir avec assurance. De plus, la cornée d'un des yeux était dure ; les capsules étaient adhérentes. Il fallait que *Forlenze* déployât toute l'habileté qui le caractérise, pour réussir malgré des difficultés si multipliées. D'une main adroite, il applique l'instrument sur l'un des yeux de *Garin*. La capsule qui l'enveloppait cède au rapide effort de la lame affilée ; et *Garin*, ébloui tout à coup par l'éclat du jour, s'écrie : MON DIEU ! QUELLE VIVE LUMIÈRE !

Il est impossible de peindre l'impression que firent ces paroles sur l'esprit et sur le cœur de tous les membres de l'assemblée ; chacun aurait voulu pouvoir interroger *Garin*, et savoir de lui l'effet exact que la lumière et les objets venaient de faire sur son organe : mais on s'aperçut tout de suite que l'impression du grand jour, sur un organe qui le recevait pour la première fois, ne pouvait qu'être douloureuse. Les yeux de *Garin* furent bandés, et pour les soustraire tout à fait au contact de la lumière, on mit sur la tête du jeune homme un capuchon garni de soie noire. *Forlenze* annonça qu'on ne procéderait que le sixième jour à la levée de l'appareil ; que jusque-là il ne serait point permis à *Garin* d'exercer son organe; que le jour où l'appareil serait levé, les commissaires nommés par le département et par l'Institut pour suivre le développement de l'organe de la vue dans l'aveugle-né, pourraient faire toutes les expériences propres à avancer les connaissances physiologiques.

Le jour fixé pour la seconde séance étant arrivé, je me rendis à midi à l'hospice des Vieillards; il y avait nombreuse compagnie: les membres du département, les commissaires nommés par l'Institut: Garat, Lébreton, de Tracy, Hallé, et d'autres savans non moins distingués; Thouret, Sue, Charles, Haüy, etc.; quelques étrangers d'un rare mérite, tels que Mascharoni, Fabroni, Van-Swinden (1), remplissaient la salle, où se trouvaient aussi quelques dames.

Garin fut bientôt introduit. Il vint, guidé par sa mère; et jugeant, au parler des personnes qui l'entouraient, qu'il était au milieu d'une grande assemblée, il la salua d'un air

____

(1) Ce savant hollandais a rédigé des notes très-exactes sur cette belle opération; et ces notes manuscrites m'ont beaucoup aidé dans la rédaction de cet article.

riant. Alors on le fit asseoir sur un fauteuil, et on commença à lui faire diverses questions.

Quelle impression, lui demanda-t-on, fait sur vous la lumière?

Je vois, répondit-il, une lumière beaucoup plus vive qu'avant qu'on m'eût ôté mes cataractes.

—Cela vous cause-t-il de la joie ou de la douleur?

— Pas de douleur...... une grande joie.

Ici *Forlenze* fit tourner *Garin* du côté opposé à la croisée, dont on avait fermé les volets et tiré les rideaux, et lui ôta par degrés le bandeau qui couvrait ses yeux. Pendant qu'il y procédait, on fit à *Garin* la question suivante : Que voyez-vous? — *Je vois*, répondit-il, *la lumière beaucoup plus forte : elle semble venir de derrière moi.*

Quand son œil fut tout à fait ouvert, *je vois*, dit-il, *beaucoup de lumière....... elle est bien grande.* On lui présenta, à la distance de deux pieds ou environ, un papier blanc. Il s'écria : *je vois du blanc.* Il reconnut, à la même distance, la couleur rouge d'un ruban; ce qu'il n'aurait pu faire, avant l'opération, qu'en l'appliquant contre son œil.

Un peu après, quelqu'un, sans l'en avertir, remua la main à une distance de deux ou trois pieds, et *Garin* s'écria : *je vois remuer quelque chose.*

Ceux qui jouissent pleinement, depuis leur naissance, du bienfait de la lumière, oublient trop qu'il fut un temps où leurs yeux n'ayant pas encore reçu leur éducation, ne pouvaient encore distinguer aucun objet, et se trouvaient précisément dans le même cas que ceux de *Garin* au moment de l'opération. Pour peu que l'on veuille y réfléchir, il est cependant impossible de ne pas reconnaître que l'enfant qui vient au monde est, du côté de la vue, comme l'aveugle de naissance que l'on vient d'opérer. Ses yeux sont ouverts, mais ils ne voient que des masses de lumière, ils ne distinguent aucune forme ; il leur faut du temps avant que ce chaos s'éclaircisse pour eux. C'est le toucher qui les instruit surtout de la forme et de la situation des corps ; et voilà pourquoi les jeunes enfans sont si portés à toucher les objets qui les environnent : ce n'est qu'en les touchant qu'ils peuvent apprendre à les voir.

Aussi *Garin*, en voyant sa main pour la première fois, n'a pas dû la reconnaître :

encore moins aurait-il reconnu celle d'un autre. Incapable de juger de la forme des objets exposés à ses yeux, il a dû l'être aussi de juger de leur distance. Toutes ses réponses aux questions qui lui ont été faites à ce sujet le prouvent invinciblement.

Connaissez-vous quelqu'objet? lui a-t-on demandé. — *Non*, a-t-il répondu ; *mais j'ai vu la cravate du docteur Forlenze.* — Comment cela ? —*Le voici : Le docteur Forlenze, en pansant mes yeux, était devant moi. Je vois quelque chose, lui ai-je dit ; j'ignore ce que c'est, mais il y a du blanc et du noir. Alors il m'a permis de porter ma main sur le blanc ; je l'ai fait, et en le touchant, j'ai connu que ce blanc était une cravate.* — Quelle idée vous faites-vous du noir ? —*Le noir, quand je le vois, c'est comme quand la lumière disparaît.* — Avez-vous à présent une autre idée de la cravate que ci-devant? —*Non, je ne connais la cravate que par le toucher ; je n'ai vu que du blanc.*

Il est aisé de conclure de cette réponse de *Garin* que si, dès le moment de l'opération, il lui avait été permis de toucher les objets, il n'aurait pas tardé à s'instruire : mais la nécessité pour les commissaires d'assister

à l'éducation de son organe, faisait un de-
voir de lui en défendre l'usage, excepté en
leur présence ; il eût été impossible sans
cela de l'interroger avec fruit. *Garin* eut
donc encore une fois les yeux bandés, et
l'on fixa un jour prochain pour la suite des
observations.

Ce jour-là, le jeune homme nous parut encore plus satisfait qu'à la précédente séance.
Forlenze nous raconta que la veille, comme
il lui pansait les yeux, une femme (la mère
de *Garin*) était dans la chambre. Elle se
trouvait à peu près devant lui quand il ou-
vrit l'œil. *Oh !* s'écria Garin, *quel est cet
objet si grand, si singulier, que je vois là, où
il y a tant de blanc ? que cela est énorme !*
On lui dit que c'était une femme; et celle-ci
ayant prononcé quelques mots, *Garin,* trans-
porté, s'écria : *Dieu ! c'est ma mère !*

Il nous fut aisé de juger par nous-mêmes
des progrès de *Garin,* en écoutant ses réponses aux nouvelles questions qui lui furent
faites par les commissaires. Voyez-vous quelque chose ? lui demanda-t-on au moment
qu'on lui découvrit les yeux. *Ah ! ah !* s'é-
cria-t-il : *voilà qui est drôle ! Je crois voir des
corps. . . . . ce pourraient bien être des per-*

sonnes. Puis, les indiquant avec le doigt : *En voici un !* . . . *En voilà un autre !* . . . . : *Il y a du blanc, du noir, d'autres couleurs... En voici un où il y a tant de blanc, que ce pourraient bien être des femmes.* (En effet, il regardait alors madame *Schimmelpenninck*, femme de l'ambassadeur de Hollande, qui faisait partie de l'assemblée.) *Il y a beaucoup de noir à côté de ce blanc.* (Ses yeux se portaient alors sur l'habit noir de *Van - Swinden* , assis à côté de madame *Schimmelpenninck*.) *Je vois du blanc sur ce noir.* (Il regardait le visage et la perruque poudrée de *Van-Swinden*.)

Cette dernière parole de *Garin* n'échappa point à la sagacité des physiologistes et des métaphysiciens qui se trouvaient dans l'assemblée. Elle paraît frivole en apparence; mais dans le fond elle sert, sinon à décider entièrement, du moins à éclaircir une question délicate, et qui divise depuis long-temps les savans. Suivant Lecat, Buffon, Condillac et plusieurs autres, nous voyons en naissant les objets renversés, et nous ne rectifions cette erreur de la vue que par le secours du toucher, qui nous accoutume insensiblement à voir les objets dans leur veritable situation. Or, si cela était ainsi, *Garin* n'ayant pu, depuis le moment de l'opération, rectifier l'erreur de son œil, puisque le toucher ne lui a pas été permis, il aurait dû commencer par voir tous les objets renversés, et par conséquent il aurait dû se tromper sur la véritable situation de la perruque de *Van-Swinden.* Pour mieux constater le fait, les commissaires montrèrent à *Garin* du rouge et du blanc sur du noir. Il n'hésita pas un seul moment, et désigna fort bien le rang occupé par chaque couleur ; ce qui parut une démonstration complète de l'erreur de Lecat et de Buffon, et un excellent argument en faveur de la nouvelle doctrine, suivant laquelle nous voyons naturellement les objets dans leur véritable situation.

Ici, les commissaires ayant présenté à *Garin* un chapeau, il s'écria : ... *Je vois du noir, mais je ne sais pas ce que c'est.* On lui présenta une orange, en lui disant : Que voyez-vous ? Il répondit : *Je vois un rouge-pâle.* —Pouvez-vous distinguer ce que c'est ? — *Non, je ne le connais pas ; mais cela est plus petit que le corps noir.* On mit deux oranges à côté l'une de l'autre. *Garin* dit : *Je vois plus de rouge-pâle.* On sépara les oranges en mettant la main entre deux. Il dit alors : *Je vois deux rouges-pâles.*.

Autre expérience qui tendrait à démontrer contre le systême de Lecat, de Buffon, de Condillac, etc., que naturellement nous ne voyons pas les objets doubles. Malheureusement cette expérience pèche par sa base, en ce que *Garin* ne se trouvait pas alors dans la situation où se trouve l'enfant qui vient au monde. Celui-ci peut voir les objets doubles, parce que l'image de ces objets se peint sur chacun de ses yeux ; mais *Garin* ne pouvait que les voir simples, attendu qu'il n'avait qu'un seul œil de libre ; c'était le gauche : une inflammation considérable survenue à l'œil droit n'avait pas permis de le découvrir.

Les commissaires désirant savoir jusqu'à quel point l'organe de la vue pourrait s'instruire de la forme des corps sans le secours du toucher, présentèrent à *Garin* un globe et un prisme. *Garin* en fit fort bien la distinction ; il reconnut de plus qu'un disque blanc, ombré pour représenter un globe, n'était pas le globe de bois qu'on lui avait montré d'abord. Il fit plus : il compta les quinze personnes qui, à une distance de quelques pieds, formaient un cercle autour de lui; ses regards, arrêtés sur l'habillement d'une dame, en distinguèrent les différentes nuances.

Les progrès de son organe devinrent plus sensibles d'une séance à l'autre. A la cinquième, il se présenta sans guide, et nous dit qu'il commençait à pouvoir marcher seul dans les corridors de l'hospice. En jetant les yeux sur les personnes qui composaient l'assemblée, il remarqua qu'il s'y trouvait quelques dames; et comme on lui demanda à quoi il les reconnaissait, il répondit : *C'est parce qu'elles ont plus de blanc, surtout à la partie supérieure.* Charles le physicien voulut alors égayer un peu la séance : il ôta son chapeau, s'encapuchonna la tête avec un mouchoir blanc, mit un autre mouchoir blanc sur ses épaules, en forme de fichu, et dans cet accoutrement bizarre, vint se placer devant *Garin.* Celui-ci l'examina long-temps d'un air embarrassé; deux fois il fut prêt à dire de lui : *c'est une femme ;* deux fois il se retint, et finit par prononcer ces mots en hésitant : *Je crois pourtant que c'est un homme.*

Je pense qu'il est inutile d'entrer ici dans

des détails plus étendus sur le compte de *Garin*. Je dirai seulement que son organe s'est fortifié peu à peu, et qu'il a été de plus en plus sensible à l'impression de la lumière. La joie qu'éprouve *Garin* en voyant les objets est inexprimable ; sa mère la partage. Cette bonne mère, s'adressant à nous d'une voix attendrie, nous dit ces mots touchans : *J'ai pourtant eu, avant ma mort, la consolation d'avoir été vue par mon fils ; il me reconnaît.*

Garin n'avait pas encore vu le spectacle de la nature ; on n'avait pas osé encore le placer au grand jour d'une fenêtre entrouverte. Quand on jugea que ses yeux pourraient soutenir l'éclat d'une grande lumière, on lui montra le jardin, et *Forlenze* lui fit cette question : Quelle sensation fait actuellement sur vous le jour ? *Il m'est impossible,* répondit-il, *de vous exprimer la sensibilité que j'éprouve dans tout mon être, en étant entouré d'un jour si beau.* En promenant sa vue au loin, *Garin* distingua les couleurs du ciel, le rouge qu'il y avait à l'horizon, la couleur de la pelouse, et il prit pour des bâtons les jeunes arbres plantés dans le jardin. L'étonnement dont il paraissait rempli frappa tous ceux qui étaient présens ; et chacun enviait à *Forlenze* la satisfaction bien douce que devait éprouver son cœur, en considérant le succès de son admirable opération.

Cet homme, dont les vertus égalent le talent, mérite d'être placé par les savans à côté de *Cheselden*, qui, en 1728, eut la gloire d'exécuter, à Londres, sur un jeune homme de treize à quatorze ans, né aveugle, une opération semblable, et de *Daviel*, qui opéra aussi en France, en 1750, quelques *cataractes* de naissance. Sans entrer dans aucune discussion scientifique sur le plus ou moins de conformité que ces diverses opérations ont entr'elles, je placerai ici quelques détails sur l'aveugle-né de *Cheselden*, qui viennent à l'appui de ceux que j'ai donnés sur l'aveugle-né de *Forlenze*.

Comme ce dernier, l'aveugle-né de *Cheselden*, après l'opération, eut besoin d'apprendre à voir. Dans les premiers temps, il ne pouvait regarder long-temps de suite. Quand il vit les couleurs pour la première fois, il ne les trouva point telles qu'il les avait crues suivant leurs noms. La vivacité de l'impression qu'il reçut de l'écarlate, lui

fit juger cette couleur la plus belle de toutes;
il se plaisait à la voir, et le noir lui donnait
de l'inquiétude.

Il n'avait jamais eu aucune idée de la distance des objets ; il croyait que ceux qu'on
lui présentait, quels qu'ils fussent, devaient
toucher ses yeux, comme ce qui touchait
sa peau (c'était son expression). Il ne con-
cevait point ce que pouvaient être la figure
ni la grandeur des corps. Il s'était imaginé
qu'il n'y avait de beau à voir que ce qui lui
avait paru uni et régulier au bout de ses
doigts. Il était fort étonné de ce que différentes choses qu'il estimait avant son opération, ne lui paraissaient pas fort agréables
à la vue.

Ce ne fut que deux mois après avoir été
opéré, qu'il découvrit que des tableaux ne
faisaient que représenter les corps ; car
pendant les premiers temps il voyait que ces
corps, étant touchés sur la toile, devaient
lui être représentés tels qu'ils sont en nature;
et, surpris de voir que les choses représentées
par la peinture, rondes ou de quelqu'autre
figure, n'étaient que plates en les touchant, il
demandait assez ingénument lequel des deux
sens le trompait, de la vue ou du toucher.

Chaque objet nouveau présenté à ses regards lui faisait un nouveau plaisir, et le spectacle de la nature ne se développa à lui que peu à peu. Sa vue étant bien affermie, il fit un voyage, dans lequel il eut occasion d'aller sur les montagnes d'Epsom, d'où il pouvait découvrir une grande étendue de pays; et comme il n'avait jamais pu juger des distances, son étonnement fut extrême, après quoi il en parut charmé. Enfin, il conserva une espèce d'avantage, que son aveuglement lui avait procuré : c'était d'aller où bon lui semblait dans l'obscurité, beaucoup plus sûrement que ceux qui ont toujours vu clair ; et il ne voulait point de lumière pour aller la nuit dans la maison.

Il est à désirer, pour l'avancement des connaissances humaines, que de semblables opérations se répètent et soient suivies avec soin. Si, comme nous l'espérons, *Forlenze* en exécute bientôt une seconde, je voudrais que les commissaires nommés pour y assister, pussent communiquer avec l'aveugle-né quelques jours avant l'opération ; je voudrais aussi que, dans la crainte d'observer avec moins de fruit, et d'attribuer à la nature des impressions acquises dans l'intervalle d'une séance à l'autre, l'aveugle-né fût, dès l'instant de l'opération, sous l'inspection et sous la clef des commissaires.

On me saura gré de terminer cet article par la lettre suivante, que *Louis Garin* vient d'adresser depuis peu à son bienfaiteur.

—

A l'Hospice des Vieillards,
le 5 fructidor an 7.

« En sortant de cet hospice où j'ai reçu
» le plus grand des bienfaits, celui de la
» lumière, mon cœur doit le premier tribut
» de reconnaissance à celui qui me l'a don-
» née, et aux personnes qui m'y ont pro-
» digué leurs soins. C'est ici où, à l'âge de
» vingt-quatre ans, j'ai vu pour la première
» fois celle qui m'a donné le jour ; c'est ici
» où j'ai appris à connaître le magnifique
» tableau de l'univers, à distinguer les cou-
» leurs et les formes des corps. Cette époque
» de ma vie a été celle de mon bonheur,
» d'un bonheur qui s'accroît chaque jour,
» et qui ne peut être senti que par un être
» comme moi, arrivé à l'âge de la raison
» avant d'avoir pu exercer le plus précieux
» des sens... Mais vous, citoyen *Forlenze*,
» à qui je dois un bienfait aussi inappré-
» ciable ; vous dont l'humanité et les atten-
» tions égaleraient votre habilité dans votre
» art, si dans votre art vous pouviez avoir
» des égaux, par quelles expressions vous
» témoignerai-je ma reconnaissance ? . . . .

» Je n'ai qu'un regret, c'est que la nature
» qui m'avait privé du jour que je dois à
» votre habile main, m'ait aussi privé de la
» fortune et des moyens de l'acquérir. C'est
» dans mon cœur que vous trouverez votre
» récompense. »

Signé, LOUIS GARIN.

Louis Garin, en quittant l'hospice des Vieillards, s'est retiré au sein de sa famille, où il passe ses jours dans une jouissance continuelle.

AUTRES EXPÉRIENCES.

La 2e. expérience a été faite en mai 1796 dans l'hôpital de Lucerne, en Suisse, sur une fille âgée de 23 ans, et en présence des membres de la faculté de médecine, qui, complétement satisfaite, agrégea le docteur Forlenze au nombre de ses membres.

La troisième a été faite à Amsterdam, en 1798, sur mademoiselle Rysendaal, âgée de 12 ans, et devant une commission de savans présidée par le célèbre Wan-Swinden.

La quatrième a été faite à l'hôpital de Dijon, en 1801, sur un jeune homme âgé de 16 ans.

La cinquième a eu lieu à l'hôpital d'Amiens, en 1807, sur une jeune fille âgée de 14 ans.

La sixième, à Lyon, en 1814, sur mademoiselle de Préville, âgée de dix ans.

La septième, à Avignon, en 1815, sur M. Crose, âgé de 20 ans.

La huitième, à l'hôpital de Nîmes, en 1815, sur Sanier, âgé de 15 ans.

La neuvième, à l'hôpital de Carcassonne, en 1815, sur les deux frères Chapuis, dont l'un âgé de 14 ans, et l'autre de 12.

La dixième, à l'hôpital de Rennes, en 1816, sur mademoiselle Chéraux, âgée de 13 ans.

La onzième, à l'hôpital de Nantes, en 1816, sur Marie Godais, âgée de 11 ans.

La douzième, à l'hôpital d'Angers, en 1816, sur Batelier, âgé de 26 ans.

La treizième, enfin, dans le même hôpital, et la même année, sur Marie Gachet, âgée de 11 ans.

Toutes ces opérations de cataractes de naissance ont été pratiquées devant les autorités locales, et en présence des sociétés de médecine et des savans réunis. Le compte en a été rendu à Son Excellence le Ministre de l'intérieur par MM. les préfets respectifs.

Les expériences méthaphysiques qui en ont été la suite, donnent pour résultat que jusqu'à présent on n'a pas eu des idées bien précises sur celles qui résultent des sensations de la vue, et que l'observation très-incomplète de Cheselden, faite à Londres, et dont se sont uniquement servis *Locke, Bonnet, Condillac*, etc. , n'a pu les préserver des hypothèses qu'ils ont mises à la place des faits, dont la science, dans son état actuel, réclame impérieusement le rétablissement.

Par le Dʳ. J. FORLENZE,

Chirurgien-oculiste de tous les hôpitaux et établissemens de bienfaisance du royaume de France, et Membre correspondant de plusieurs Sociétés savantes, tant étrangères que régnicoles.